MASSIMO MILANESE

L'ALLENAMENTO È SERVITO

Come Tornare In Forma Con Il Giusto Allenamento E La Corretta Alimentazione Partendo Da Zero

Titolo

"L'ALLENAMENTO È SERVITO"

Autore

Massimo Milanese

Editore

Bruno Editore

Sito internet

http://www.brunoeditore.it

Sommario

"Dedicato ai coraggiosi, che scelgono di cambiare la propria vita diventando la versione migliore di sè"

Prefazione

a cura di Alfio Bardolla

Questo libro tratta un argomento basilare per la nostra esistenza, senza il quale nulla avrebbe più senso e valore: la salute.

Nello specifico, Massimo spiega come raggiungere e mantenere uno stile di vita sano tramite l'attività fisica e l'utilizzo di ricette con macronutrienti bilanciati. La perdita di peso e il mantenimento del peso forma sono solo alcuni dei numerosi vantaggi e miglioramenti che le persone possono ottenere adottando questo stile di vita, caratterizzato da piccole azioni "facili da fare, ma anche facili da non fare", che portano a grandi risultati.

Molto spesso, la vita delle persone ha ritmi così frenetici che la cura della propria salute diventa marginale o superficiale. Ma, con il metodo *MaxChanging 90* proposto da Massimo, vengono smontate tutte le scuse e abbattute tutte le barriere che le persone si costruiscono, pur di non responsabilizzarsi e impegnarsi in questo campo.

Secondo l'autore bastano 30 minuti 4 volte a settimana per allenarti e ottenere risultati. Grazie a ricette semplici e bilanciate, potrai mangiare con gusto ed equilibrio e, applicando i consigli qui riportati, avrai un miglioramento del tuo fisico, della tua salute, della tua attenzione, della tua concentrazione e del tuo umore.

Questo avrà ripercussioni in tutti i campi della tua vita.

Come uomo e come imprenditore, considero molto importante lo sviluppo di abitudini efficaci e positive legate alla propria salute.

Il successo relazionale e finanziario sarà una conseguenza di queste piccole azioni quotidiane, ripetute e sommate nel tempo.

Vi auguro una buona lettura.

Alfio Bardolla

Introduzione

Ho iniziato a praticare sport all'età di sei anni, poi la mia grande passione per il calcio si è unita allo studio universitario.

Ho conseguito il diploma di laurea all'ISEF e, negli anni successivi, mi sono specializzato in diversi studi che mi hanno portato a conoscere diversi aspetti scientifici legati all'esercizio fisico. La curiosità e la voglia di sperimentare sul campo mi hanno sempre portato a fare qualcosa di diverso, sia nello sport agonistico che nel settore legato al fitness.

Nel corso degli anni, ho avuto la fortuna di lavorare con molte persone diverse: da atleti che avevano determinati obiettivi agonistici, a soggetti che combattevano con la gestione del proprio peso corporeo, fino ad individui che avevano l'esigenza di riabilitarsi per ritornare alla pratica sportiva o al proprio lavoro.

Tra gli sportivi, vorrei ricordare l'esperienza fatta con Alessandro Talotti, primatista italiano di salto in alto *indoor* e che, ad un anno dalle Olimpiadi di Pechino del 2008, si era infortunato.

Insieme, abbiamo compiuto tutto il percorso di recupero funzionale per riuscire a partecipare all'Olimpiade.

La passione per il calcio mi ha portato a giocare alle soglie del mondo professionistico, anche se poi ho praticato nei dilettanti fino all'età di trentacinque anni; contemporaneamente, ho aperto la mia prima attività, un centro fitness con annesso un altrettanto centro medico per la riabilitazione e la medicina dello sport.

Grazie al supporto della mia struttura, in qualità di preparatore atletico, ho avuto la possibilità di seguire la squadra *Record Cucine* di volley femminile militante in serie A2.

Il ruolo di preparatore atletico per squadre mi è sempre piaciuto e così, dopo aver terminato di giocare, ho lavorato con diverse società tra semiprofessionisti e dilettanti; in alcuni casi, ho fatto anche l'allenatore (per qualche settimana) cercando di unire l'esperienza e la competenza nell'allenamento.

Attualmente, seguo solo alcuni clienti con necessità particolari, orientate o a un recupero funzionale (anche in ambito sportivo) o a risolvere delle problematiche inerenti alla salute all'interno delle due strutture, con l'insegna *Kinesis Club*, fondate e gestite insieme alla mia compagna.

All'interno di queste strutture, ho sempre pensato a risolvere tutte le problematiche legate alla prestazione sportiva e alla salute del corpo: attività fisica, nutrizione, ginnastica posturale, yoga, massaggi e spa rappresentano un vero circuito del benessere.

Lavoro in questo settore da venticinque anni ed è sempre una sfida stimolante e continua, caratterizzata da un susseguirsi di studi e aggiornamenti abbinati all'applicazione sul campo di quanto appreso.

Il metodo *MaxChanging 90* ha origine proprio da qui: dall'integrazione di solide basi scientifiche e teoriche, unita a svariate prove pratiche sul campo.

L'elaborazione di questo metodo nasce alcuni anni fa dall'esigenza di modificare l'attività di palestra tradizionale (si sa, spesso il mondo del fitness vive di mode), cercando un sistema che garantisse ai fruitori dei miei sevizi il fatto di essere seguiti anche in piccoli gruppi al fine di eseguire correttamente il programma rispettando i tempi di lavoro. In poche parole, volevo mettere fine al fatto che alcuni clienti passavano anche 2 ore in palestra e si allenavano solo 5 minuti.

Ho strutturato programmi che inizialmente avevano la durata di 1 ora e creavo dei gruppi omogenei che si alternavano anche per obiettivi: nel 2005, proponevo tra i primi questo modello di lavoro, unendolo a quello che oggi viene definito *allenamento funzionale*. Quindi, ho iniziato ad utilizzare un'attrezzatura a cavi riducendo le macchine con i pesi (se non per la riabilitazione), per poi negli anni studiare sempre di più l'utilizzo di esercizi a corpo libero.

Il fatto di allenare squadre di calcio dilettanti mi ha fatto da palestra in questo senso: non avendo a disposizione materiali tecnici, dovevo adattare le mie esigenze tecniche al materiale disponibile, dunque, alcune progressioni di esercizi le ho iniziate a sviluppare proprio in questo contesto.

Negli ultimi anni, questo criterio ha trovato la sua collocazione con lo sviluppo dei programmi intervallati ad alta intensità e con lo studio del metodo HIIT, attraverso cui si riescono a sviluppare consumi calorici importanti in un tempo breve e con ottimi risultati. Già, il fattore tempo, o meglio, la gestione del tempo è un argomento interessante, tanto che esistono addirittura dei corsi per imparare a massimizzarne l'utilizzo.

In ogni modo, ti posso garantire che, lavorando direttamente sul campo, la prima scusa per una persona che fa fatica ad approcciarsi al movimento è proprio il tempo. L'altra peculiarità del mio metodo è la parte legata all'alimentazione.

In ben venticinque anni di attività, ho collaborato con diversi professionisti del settore, sia medici che nutrizionisti, certo con ottimi risultati, ma ciò che mi ha particolarmente colpito è stato un elemento comune: dopo un certo lasso di tempo, i miei clienti abbandonavano il metodo che veniva loro proposto.

La spiegazione che mi sono dato (anche dopo averli intervistati) è che la dieta viene vissuta come una restrizione, pertanto non è educativa. A casa, mia nonna e mia madre hanno sempre cucinato in maniera semplice e, soprattutto, hanno sempre utilizzato prodotti di casa, mentre i nonni si occupavano di mantenere un orto, quindi avevamo frutta e verdura di stagione.

Mi sono appassionato ai fornelli negli ultimi anni, più per curiosità che per esigenza, ma ho capito il problema oggettivo che condiziona la nostra alimentazione: il tempo e l'organizzazione.

Fare la spesa, preparare gli ingredienti, organizzare il pranzo sono tutte procedure da svolgere. Se non vengono organizzate e pianificate come l'allenamento, rischi di mangiare a caso, ma soprattutto non sai quello che mangi e i risultati, spesso, vanno ad intaccare la salute. È proprio dal corretto abbinamento di allenamento e cibo che è possibile ottenere risultati concreti e duraturi nella perdita di peso.

Con questo criterio, il mio scopo è quello di aiutare più persone possibili a rimettersi e tenersi in forma, anche partendo da zero, attraverso piccoli cambiamenti facilmente apportabili al loro stile di vita. Il suddetto metodo è stato pensato per chi non ha ore e ore per stare in palestra o davanti ai fornelli. È adatto a tutti: sia per quelli che non hanno mai fatto un allenamento in vita loro, sia per tutti gli altri che sono già nel campo.

Il metodo *MaxChanging 90* è diverso da tutti i programmi che hai già visto o provato.

Infatti, è proprio il trampolino di lancio per il raggiungimento di precisi obiettivi.

Non è altro che una semplice conseguenza (quasi matematica) del mix di elementi che ti propongo: motivazione, dieta, allenamento, consigli e segreti per migliorare il tuo stile di vita, rendendolo più sano e attivo in modo molto semplice.

La tua forma fisica ne gioverà immensamente, come anche il tuo umore e il tuo atteggiamento mentale verso la vita.

Capitolo 1:
Come strutturare
il giusto *mindset*

L'elemento che accomuna l'atleta che deve raggiungere un obiettivo sportivo e la persona che pratica fitness e deve perseguire un risultato, sia di natura estetica che di salute, è l'assetto mentale verso quanto si deve necessariamente fare.

In questo momento, fisiologia e psicologia sono strettamente correlate.

Alla base di tutto, quando si definisce un obiettivo da raggiungere facendo attività fisica, come per esempio dimagrire, aumentare la massa muscolare, migliorare una performance sportiva, ci sono i principi indiscutibili della fisiologia che contrastano con gli aspetti mentali, con la motivazione ad essere costanti nel seguire la giusta alimentazione ed eseguire l'allenamento.

La mia mission è sempre stata quella di sfruttare l'esercizio fisico sia per fare sport che per mantenere il corpo sano e in forma, andando anche a trattare le problematiche fisiche che si generano con la sedentarietà. Mentre per lo sportivo è importante l'obiettivo agonistico da raggiungere (quindi cicli di allenamento impegnativi che mettono l'atleta sotto pressione per raggiungere dei risultati importanti), per le persone poco attive che iniziano a praticare attività fisica è importante trovare un traguardo da raggiungere, così, nel tempo, si potrà pianificare un percorso da seguire.

La motivazione fa la differenza: devi trovare il tuo "perché".
In base alla mia esperienza, è necessaria per generare il cambiamento di tutte quelle abitudini che ti hanno portato in una condizione dalla quale vuoi uscire.
Nel mio percorso lavorativo, ho aiutato molte persone che si sono allenate con me a trovare il motivo per affrontare l'esercizio fisico, magari evidenziando le conseguenze se non l'avessero fatto o i risultati che non avrebbero raggiunto se non avessero passato quel determinato momento di difficoltà.

Cambiare lo stile di vita prevede, sia per allenamento che per l'alimentazione, disciplina, costanza e metodo. La disciplina la dobbiamo ricercare in noi stessi, il lavoro del personal trainer prevede la scelta di un percorso di allenamento adeguato al proprio atleta. Tuttavia, se quest'ultimo è indisciplinato nelle regole necessarie per ottenere il risultato, allora non si raggiungerà quanto prefissato come obiettivo.

Dopo un buon allenamento, ad esempio, nutrirsi nella maniera corretta è la prima cosa da fare e deve essere pianificata in anticipo, ancor prima di svolgere l'allenamento.

Sì, perché i tempi moderni ci obbligano a lavorare in condizioni di stress e, avendo poco tempo, tendiamo a mangiare ciò che più velocemente ci capita sottomano, senza alcuna programmazione. Essere costanti è un altro fattore che c'impone, a volte, dei cambiamenti nel nostro stile di vita: la "rimandite" cronica ha colpito, almeno una volta nella vita, un po' tutti.

Dobbiamo rendercene conto e attivarci con uno sforzo mentale positivo, sapendo che il nostro obiettivo lo possiamo raggiungere in qualsiasi momento e tutto ciò dipende solo da noi.

Riporto qui una frase che mi ha colpito particolarmente, perché riassume in maniera semplice l'atteggiamento che, a volte, ci capita di avere anche inconsapevolmente; l'ho ascoltata durante un corso di Alfio Bardolla: "Le cose facili da fare sono anche facili da non fare".

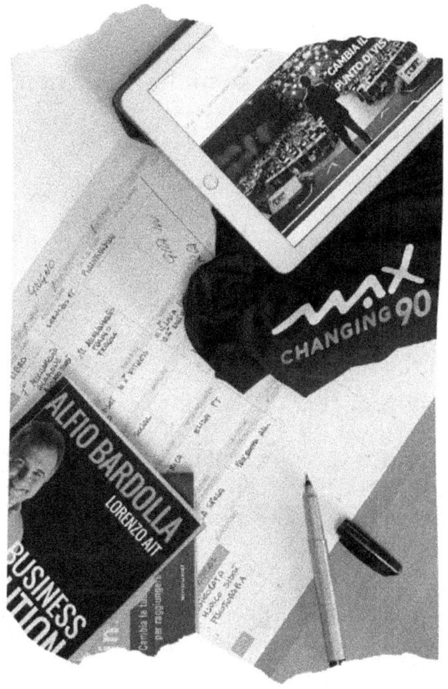

Se ci pensi bene, è tutto così, nel lavoro (quella telefonata in più, contattare quel cliente a fine giornata eccetera), come nella vita privata e quindi anche nel prendersi cura di se stessi: quante volte avrai detto "oggi non mi alleno perché non ho tempo e vado domani?" e poi domani non lo fai e rimandi, salti la prima settimana, finché abbandoni definitivamente.

Era così facile organizzarsi e fare allenamento pianificando anche cosa mangiare dopo, ma era anche molto facile non farlo.
Non che quanto scriva debba avere la presunzione di risolvere un problema, tuttavia, per esempio, per accontentare i nostri figli adolescenti, diamo loro da mangiare degli snack o merendine perché sono alimenti semplici da trovare e facili da utilizzare.

Purtroppo, però, non ci rendiamo conto che il bambino, dopo un pomeriggio diviso tra giochi, magari utilizzando un tablet, e compiti, potrebbe avere solo una fame nervosa e il fatto di introdurre degli zuccheri (che, a loro volta, creano ulteriore appetito) di quel genere non fa altro che aumentare il numero di calorie, con conseguente incremento di peso.

Il problema dell'obesità giovanile, peraltro, sempre con numeri di crescita molto importanti, nasce principalmente dal connubio tra la mancata o ridotta attività fisica e un'alimentazione scorretta.

Fino a qualche decennio fa, ci si svagava all'aperto, adesso i ragazzi giocano da seduti davanti a tablet, telefonini e ogni altro strumento tecnologico.

Riportare come priorità a queste nuove generazioni l'esperienza dello sport farebbe vivere loro un'esperienza positiva, in quanto l'attività fisica stimola il corpo anche a livello ormonale, producendo endorfine.

Perciò, l'aspetto ludico è supportato dall'effetto della sensazione di benessere ed energia. Stimolando queste sensazioni ci sarà poi la voglia di ripetere queste esperienze positive.

È quindi dimostrato scientificamente che attività fisica e nutrizione rappresentano una sorta di elisir di giovinezza e lunga vita: quando l'esercizio fisico viene praticato regolarmente dall'età prepuberale, si abbassa la frequenza cardiaca e la pressione arteriosa, inoltre, si potenzia la capacità polmonare e diminuisce il peso corporeo.

Alcuni studi dimostrano che si riducono i rischi di malattie che si potrebbero contrarre con l'avanzamento dell'età, tra cui ipertensione, diabete, artrite, nonché malattie mentali.

L'attuale ricerca scientifica dimostra come il potere della mente, se indotto in un ambiente negativo con stress, tensioni emotive, ansia eccetera, può tradursi in aspetti negativi a livello somatico, cioè a livello corporeo. Ogni vissuto psichico, se non elaborato a livello mentale, può quindi influire sullo stato di salute a livello corporeo: corpo e mente s'influenzano vicendevolmente in diversi modi.

Infatti, le cellule del sistema nervoso comunicano tra loro attraverso dei neurotrasmettitori, cioè sostanze chimiche che possiedono un ruolo centrale nell'equilibrio psicofisico e regolano, perciò, il tono dell'umore, i livelli d'energia e la percezione di dolore e di fatica. A livello neurovegetativo, il sistema nervoso è composto da quell'insieme di cellule che vanno ad innervare le funzioni corporee involontarie.

Il nostro corpo è collegato con l'ambiente esterno: quando ci troviamo in uno stato emotivo stimolato in maniera violenta, possiamo sentire un dolore al petto, la respirazione che si blocca, dunque un respiro affannoso o un dolore allo stomaco.

Anche a livello endocrino (e quindi ormonale) possiamo influenzare, in maniera positiva o negativa, la funzione di organi come ipofisi o altre ghiandole, attraverso lo stato mentale per il mantenimento del benessere psicofisico.

Il sistema immunitario che presiede la difesa dell'organismo può essere influenzato dal nostro stato mentale attraverso esperienze difficili che magari generano ansia e depressione, che possono portare ad un abbassamento delle difese immunitarie stesse, aumentando il rischio di contrarre infezioni ed altre malattie.

1.1 In base a questi riferimenti, quanto sta diventando importante fare attività fisica, muoversi e assumere uno stile di vita attivo?

Dopo l'allenamento e l'alimentazione, l'altro aspetto che condiziona in maniera importante il nostro corpo è la quantità e la qualità del sonno. Dormiamo circa un terzo della nostra vita, quindi, spesso, sottovalutiamo quest'aspetto che, invece, ha delle correlazioni importanti con il corretto funzionamento del corpo umano. Non dormire bene può causare patologie che, ad oggi, sono sempre più oggetto di studio.

Da un punto di vista fisiologico, dormire bene significa dormire una quantità di ore adeguata che, nella pratica, si traducono in un minimo 7/8 ore di buon sonno, senza interruzioni e senza elementi di disturbo, come smartphone, tablet, luci, o quant'altro possa interrompere la fase notturna.

Oggigiorno, con le nuove tecnologie a disposizione, utilizzare un dispositivo come un braccialetto o un orologio che monitora diversi parametri come frequenza cardiaca, passi, eccetera, è funzionale anche per monitorare il sonno.

Questa funzione può essere molto utile per valutare se un cibo piuttosto che un altro riesca a far dormire bene o male, se si recupera dall'allenamento; in questo modo, puoi correggere in corsa il tuo stile di vita mediante piccoli accorgimenti.

Inoltre, secondo alcuni studi scientifici, durante la fase di sonno, in uno stadio ben specifico, ci verificherebbe l'incremento della concentrazione dell'ormone della crescita GH, che viene prodotto dall'organismo facendo attività fisica, molto importante per il mantenimento e lo sviluppo della massa muscolare.

In conclusione, il sistema del corpo umano deve essere analizzato sotto diversi punti di vista e, al giorno d'oggi, in cui lo stile di vita è orientato alla riduzione dello stress fisico, assume sempre più importanza l'attività fisica pianificata e personalizzata sulle proprie esigenze. L'aspetto mentale positivo ci aiuta ad affrontare in maniera migliore le sfide che la vita c'impone, influenzando direttamente il nostro corpo, se in positivo, con maggior forza ed energia.

L'alimentazione non può essere quindi frutto della casualità, ma mantenere al meglio il nostro corpo significa nutrire sia corpo che cervello nel modo migliore, per garantirci uno stato di salute psicofisica ottimale, sia per performance sportive (affrontando la fatica) che per il lavoro e la vita quotidiana.

Una strategia (che per me è risultata vincente) è quella di dedicare poco tempo, ma qualitativamente ottimale, anche solo per 5 minuti al mattino o alla sera prima di andare a dormire, per ripassare gli obiettivi personali prefissati, il percorso da seguire per raggiungerli (i passi già compiuti) e le relative azioni da compiere nello specifico, soprattutto quelle del giorno dopo.

È un modo per restare concentrati su quello che è il nostro percorso, altrimenti (come abbiamo visto) lo stress degli imprevisti e della quotidianità facilmente ci porterà fuori strada.

Quindi, in questo programma, abbino ad ogni allenamento una ricetta, per far sì che ogni persona possa avere l'idea e la volontà di mangiare un pasto sano ed equilibrato, in funzione di quelle che sono le sue passioni sportive. Nello sport, la salute e il risultato sono il mio primo ed unico obiettivo.

RIEPILOGO DEL CAPITOLO 1:

• SEGRETO n. 1: L'assetto mentale è l'elemento fondamentale per raggiungere gli obiettivi che ci prefiggiamo, sia per l'atleta agonista che la persona che pratica fitness e deve raggiungere obiettivi di natura sia estetica che di salute.

• SEGRETO n. 2: La motivazione fa la differenza.

Per esperienza, trovare il tuo "perché" è necessario per generare il cambiamento di quelle che sono le cattive abitudini.

• SEGRETO n. 3: Cambiare lo stile di vita prevede, sia per allenamento che per l'alimentazione, disciplina, costanza e metodo.

• SEGRETO n. 4: Le cose facili da fare sono anche facili da non fare: disciplina, costanza e metodo prevedono dei principi da rispettare per ottenere dei risultati.

• SEGRETO n. 5: L'attività fisica deve essere pianificata e personalizzata sulle base delle proprie esigenze.

Capitolo 2:
Tipologie e metodi di allenamento

Molto frequentemente, le persone mi pongono una domanda:

"Ma è meglio allenarsi facendo attività aerobica (il cosiddetto "cardio" in palestra o la corsetta al parco), oppure con metodi intervallati ad alta intensità?"

La risposta corretta è "dipende".

Sono due metodi di allenamento completamente diversi: il primo prevede lo svolgimento di una attività ciclica, come ad esempio la corsa o la bicicletta, eseguita per un tempo prolungato ad una intensità medio-bassa; il secondo prevede l'esecuzione della corsa sotto forma di scatti, cioè si alterna uno sforzo ad alta intensità con una pausa, oppure l'esecuzione di alcuni esercizi, sia a corpo libero che con sovraccarichi.

Innanzitutto, è necessario definire il livello di allenamento iniziale, per decidere quale approccio avere nei confronti dell'attività fisica.

Stabilendo il punto di partenza, personalmente, suddivido tre grandi categorie: la prima con persone che iniziano ad allenarsi per la prima volta, la seconda con individui già allenati, ma inattivi da tempo, o ancora con soggetti che si stanno già allenando e che praticano regolarmente. Con persone sedentarie e inattive bisogna sviluppare la capacità cardiovascolare.

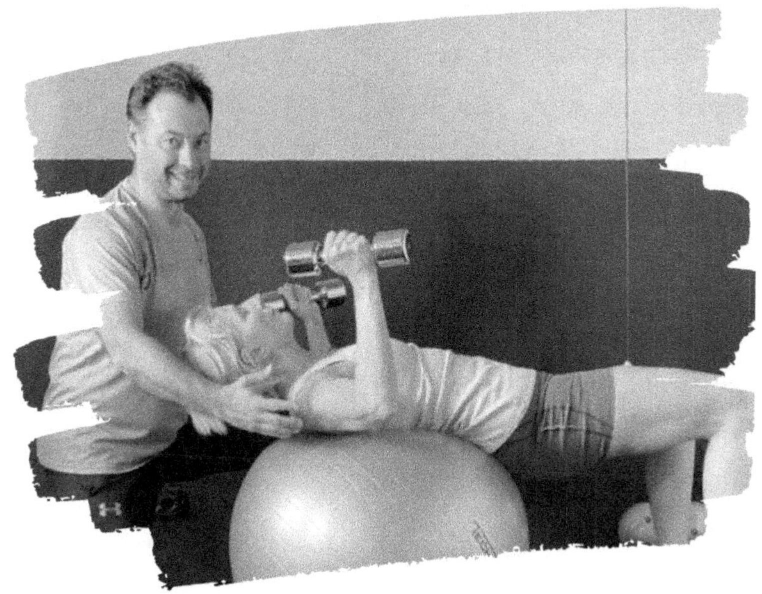

L'allenamento cardiovascolare, sia facendo tapis roulant che jogging all'aperto, ha lo scopo di rendere o mantenere il sistema circolatorio attivo e funzionante, non può prevedere obiettivi particolari, se non un buono stato di salute.

Diverso, invece, è se lo scopo è quello di dimagrire e/o riacquistare una certa forma fisica, per andare a riprendere uno sport o, più in generale, per ridurre la massa grassa. Se voglio perdere peso con la corsa, dovrò percorrere il maggior numero di chilometri possibili, perché (come vedremo più avanti) ciò che conta è il dispendio energetico giornaliero che, abbinato ad un piano di alimentazione equilibrato, mi farà ottenere una riduzione del peso.

Nota bene:

Quando si parla di dimagrimento, s'intende esclusivamente della riduzione della massa grassa. Il focus della questione è quanto grasso andiamo a consumare utilizzando i due tipi di allenamento. Per quanto riguarda la corsa, (o gli sport aerobici in generale) sfatiamo un mito: il dispendio calorico è dato dal lavoro, vale a dire dalla formula *distanza x peso corporeo* (non centra nulla il tempo di allenamento).

Quindi, se percorro 8 chilometri di corsa in 40 o in 60 minuti, il consumo è lo stesso. Il dispendio sarebbe invece diverso se riuscissi a percorrere una distanza maggiore.

Entriamo per un attimo nella fisiologia: il parametro da tener presente nella gestione dell'allenamento è il quoziente respiratorio (QR), che non è altro che il rapporto tra l'anidride carbonica prodotta e l'ossigeno introdotto.

L'importanza di questo valore è data dal fatto che i macronutrienti (come zuccheri e grassi) bruciano in presenza di ossigeno secondo questa tabella:

- Carboidrati con valore QR 1
- Grassi con valore QR 0,70

Dunque, quella che viene definita "fascia lipolitica", o il famoso 70% della frequenza cardiaca massima (FC Max), è semplicemente il rapporto a 1 del quoziente respiratorio: tanto ossigeno entra, tanta anidride carbonica esce, tutto in perfetto equilibrio.

Per cui, stando ai valori del quoziente respiratorio, durante le fasi di riposo, il nostro corpo utilizza prevalentemente grassi, mentre durante l'attività fisica utilizza più carboidrati.

Quindi, se percorriamo i nostri 8 chilometri al 70% della frequenza cardiaca massima, avremmo il seguente conteggio, basato su questa formula: *1 kcal x kg x km.*

Una caloria, moltiplicata per il peso corporeo, moltiplicata a sua volta per il numero dei chilometri eseguiti, dà come risultato il dispendio calorico complessivo. Nel nostro esempio, saranno 600 chilocalorie se ci troviamo di fronte ad una persona di 75 chilogrammi che percorre 8 chilometri di corsa al 70% della frequenza cardiaca massima. Per calcolare quanto grasso vado a consumare, sapendo che mi sto allenando al 70% della FC Max, il QR mi dice che consumo il 30% di grassi.

A questo punto, per completare il calcolo con il 30% di 600 chilocalorie, so che 180 chilocalorie corrispondono a grassi utilizzati e che, divise per il valore delle 9 chilocalorie, del valore di 1 grammo di grassi (lo vedremo poi al capitolo successivo), generano un totale di 20 grammi di grasso consumati.

In definitiva, se il soggetto di 75 chilogrammi del nostro esempio volesse perdere 3-4 chilogrammi di grasso (e peso), avrebbe un numero veramente consistente di sedute di allenamento di corsa da sostenere.

Per concludere, possiamo affermare che perdere massa grassa con la corsa si può, ma ci vorrà molto più tempo per ottenere i risultati e non si andrà a stimolare la massa muscolare.

Il concetto chiave è che fare attività fisica con dei sovraccarichi ci permette di stimolare la massa magra, per cui produrre movimento porta a cambiare l'attività metabolica del nostro corpo, in virtù del fatto che incrementiamo la massa muscolare. Se aumento il mio peso corporeo di 1 chilogrammo di muscolo, non è che il mio metabolismo sarà più attivo anche a riposo, bensì, quando saranno presenti carboidrati e grassi in eccesso, ci sarà maggior tessuto disponibile per metabolizzare i macronutrienti.

Pertanto, anche a livello nutrizionale, mantenere un buon equilibrio tra carboidrati e grassi è fondamentale, in quanto questi macronutrienti sono antagonisti tra di loro: se con l'alimentazione introduco parecchi carboidrati, avrò nel sangue una glicemia alta, per cui il corpo utilizzerà pochi grassi e tenderà ad accumularli.

Nel caso contrario, avendo molti grassi nel sangue, l'utilizzo degli zuccheri viene limitato e da ciò nasce una serie di problematiche molto importanti di carattere medico, di cui non entreremo qui in merito.

La modalità di allenamento HIIT (allenamento intervallato ad alta intensità) prevede un'esecuzione con intensità massimale: il cosiddetto Protocollo Tabata, ad esempio, prevede l'intensità al 170% del massimo consumo di ossigeno (o VO2max) durante la fase attiva, che ha una durata di 20secondi, alternata ad un periodo di riposo pari a 10 secondi, il tutto ripetuto per 8 volte, per un impegno pari a 4 minuti.

Applicando questo o metodi simili, si possono utilizzare esercizi a corpo libero o con piccoli attrezzi, oltre alla corsa, al fine di costruire un vero e proprio piano di allenamento.

Ma, prima di iniziare, è opportuno conoscere le capacità motorie di chi svolge l'allenamento stesso; sicuramente, chi si approccia a questa metodologia deve avere già una base di preparazione.

Da un punto di vista scientifico, alcuni studi hanno dimostrato che attività eseguite ad alta intensità a intermittenza portano ad un notevole consumo di zuccheri, piuttosto che di grassi.

L'organismo sembra rispondere prelevando e reintegrando gli zuccheri a livello muscolare, a discapito dei grassi.

Ciò comporta un miglior utilizzo dei grassi a riposo e la ripartizione dei macronutrienti, assimilati con l'alimentazione verso il tessuto muscolare. L'alimentazione assume un'importanza fondamentale in quanto, con regimi alimentari restrittivi, i recettori per gli zuccheri, presenti sulle cellule adipose e muscolari, sono attivi contemporaneamente in maniera più importante sulle cellule adipose. Ciò spiega il perché, a volte, mangiando poco s'ingrassa, mentre con programmi ad alta intensità sono attivi i recettori solo del tessuto muscolare.

A differenza della corsa continua a bassa intensità, nella quale tendo a consumare massa muscolare, con questo metodo, riesco a stimolarla e a rendere più sano l'organismo da un punto di vista del consumo dei grassi.

Per pianificare un allenamento di questo genere, dove è necessario tenere in considerazione il numero di ripetizioni, della pausa di recupero e del numero di serie, partendo dal presupposto che l'intensità è alta e porta all'esaurimento dell'esercizio, devo conoscere il mio livello di partenza a livello atletico per applicare correttamente il metodo di allenamento.

In sostanza, se proprio bisogna fare fatica, almeno facciamola correttamente.

Per concludere, in base alla mia esperienza, non esiste un peggio o un meglio: qui si tratta di conoscersi e sapere su quale aspetto devi lavorare per migliorare. La cosa certa è che la riduzione della massa grassa passa attraverso l'intensità dell'allenamento.

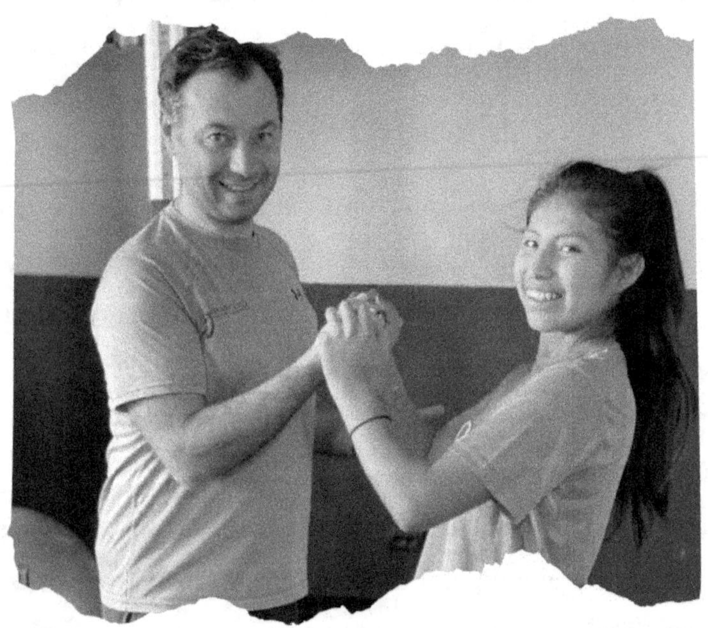

RIEPILOGO DEL CAPITOLO 2:

• SEGRETO n. 1: Prima di iniziare, è essenziale definire il proprio livello di allenamento di partenza per costruire un programma personalizzato.

• SEGRETO n. 2: Il dispendio energetico (Kcal) è dato dal lavoro, che corrisponde alla *distanza x peso corporeo* e non dal tempo impiegato, ad esempio, nella corsa.

• SEGRETO n. 3: Dalla fisiologia per il quoziente respiratorio (QR), il corpo a riposo consuma principalmente grassi e, durante l'attività fisica, carboidrati.

• SEGRETO n. 4: Si riduce la massa grassa con un regime nutrizionale controllato, allenandosi sia con i pesi che con la corsa di durata; quest'ultima prevede un maggior numero di allenamenti e quindi di tempo, a parità di risultato.

• SEGRETO n. 5: Grazie all'allenamento HIIT, aumento le capacità delle cellule muscolari, utilizzando zuccheri e stimolando lo sviluppo della massa muscolare.

Capitolo 3:

Cosa sono i macronutrienti?

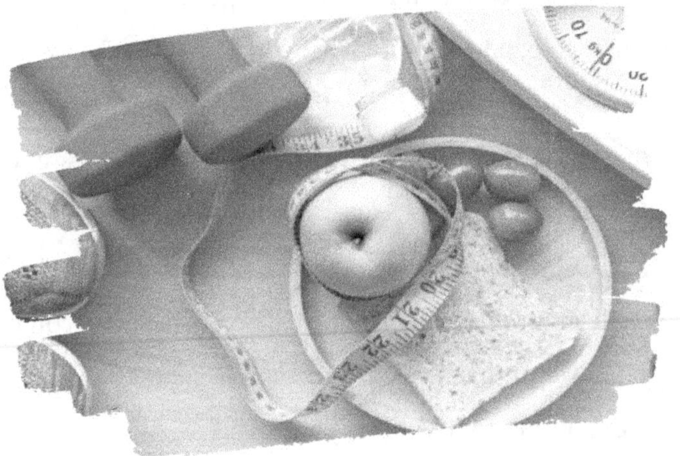

Ascoltando le persone che vogliono perdere peso o raggiungere uno stato di salute ottimale, mi sono reso conto che gli errori principali che si commettono sono causati dalla poca conoscenza di quelli che sono i macronutrienti e i loro valori calorici.

Da un punto di vista pratico, le persone che decidono (diciamo così) di rimettersi in forma si rivolgono ai soli professionisti del settore, abilitati legalmente a redigere un piano alimentare come un dietologo o un biologo-nutrizionista, ma si avvicinano a questo servizio senza imparare cosa sono gli alimenti, quali macronutrienti li compongono e quali sono i loro valori calorici.

Lo so, è un lavoraccio, ma la fatica iniziale per imparare qualcosa di nuovo verrà ripagata nel tempo.

Abbinare una corretta alimentazione al proprio stile di vita attivo (quindi facendo sport) consente di raggiungere gli obiettivi prefissati in maniera più sicura, mantenendo o raggiungendo uno stato di salute ideale.

Il metodo *MaxChanging 90* che trovo all'interno di questo libro tiene in considerazione, oltre all'allenamento, anche delle ricette con una un'adeguata presenza di macronutrienti utile per la riduzione del grasso corporeo, ma anche per migliorare il tessuto muscolare.

Arriviamo quindi a quelli che sono i macronutrienti:

• I macronutrienti:

Le principali fonti di energia sono rappresentate dai macronutrienti, e cioè carboidrati, proteine e grassi assumono un ruolo fondamentale nella costruzione e nel mantenimento del nostro corpo in uno stato di salute e forma fisica ottimale, sia per l'atleta che per chi ha uno stile di vita attivo.

Con l'avvento di Internet, le informazioni riguardo alle combinazioni e all'utilizzo dei macronutrienti sono state spesso fuorvianti. Con questo libro, il mio obiettivo è quello di comunicare nella maniera più semplice possibile quanto si evince da un punto di vista prettamente scientifico, ma soprattutto come riconoscere i macronutrienti, come abbinarli agli alimenti e come utilizzarli da un punto di vista pratico.

Quindi, non si esclude nessun macronutriente, semmai diventa di fondamentale importanza combinare carboidrati, proteine e grassi nella misura adeguata al proprio stile di vita e al tipo di allenamento svolto.

- I carboidrati:

A mio avviso, il ruolo dei carboidrati nell'alimentazione rimane da sempre fondamentale, nonostante diversi modelli di alimentazione ne prevedano la riduzione a volte drastica. Dunque, i carboidrati, nell'ambito della nutrizione, non sono essenziali, bensì necessari. Ciononostante, dobbiamo chiarire il concetto di carboidrato "buono" e "cattivo" e come sfruttarlo nel piano di alimentazione: quando mi alleno, cosa mangio, in quali quantità e quale tipo di alimenti devo utilizzare.

Quanti carboidrati devo introdurre?

Sicuramente la quantità è soggettiva, ma bisogna sapere che:

1)	Il sistema nervoso centrale utilizza 120 grammi di glucosio al giorno;

2)	I globuli rossi impiegano 35/40 grammi di glucosio al giorno;

3)	La retina, i testicoli e la midollare del surrene 45/50 grammi al giorno;

4)	La massa muscolare 40 grammi al giorno.

Perciò, la fisiologia prende come parametro di riferimento una persona di 70 chilogrammi e indica che la quota necessaria minima di carboidrati per l'uomo è di 180/240 grammi al giorno. Quindi, se faccio sport, dovrò introdurre quantità di carboidrati sufficienti da sommare a questa richiesta energetica di base.

Il problema odierno inerente ai carboidrati deriva, in primis, dallo stile di vita che una persona conduce nell'arco della giornata; per esempio, una cattiva educazione a tavola porta ad assumere delle quantità di carboidrati superiori al fabbisogno energetico giornaliero.

Da una stima fatta nel corso degli anni, basandomi solo sulla mia esperienza professionale (quindi nessun dato scientifico), i miei clienti non sono consapevoli di quanto mangiano, eppure dichiarano di sostenere un'alimentazione sana ed equilibrata; monitorando quello che mangiano, l'errore molto spesso è del 50% in eccesso, anche se non lo sanno e non se ne rendono conto. Perciò, ritornando ai carboidrati, dobbiamo senz'altro fare chiarezza sul fatto che è il macronutriente che fornisce l'energia immediata per rifornire i muscoli durante l'esercizio fisico.

Come substrato energetico, anche i grassi forniscono parecchia energia, ma devono subire un processo di scomposizione più lungo e, dunque, durante allenamenti ad alta intensità, i grassi non sono utilizzabili dall'organismo.

Un altro processo che si verifica (e per questo il corpo umano è perfetto) è che, in mancanza di carboidrati, il nostro sistema trasforma il tessuto muscolare attraverso dei processi in glucosio, pertanto il corpo inizia a perdere massa magra. Dobbiamo sapere che mangiare una quantità di carboidrati la sera, ad esempio dopo un allenamento, non è un problema; si va, anzi, a reintegrare quanto l'allenamento ha consumato.

Si trovano informazioni secondo le quali non si dovrebbero mangiare carboidrati dopo le sei di sera. In realtà, se nell'arco della giornata ho la necessità di mangiarne una certa quantità e con il pasto della sera resto dentro a quanto stabilito, non succederà nulla, non ingrasserò per questo; anzi, i carboidrati aiutano a dormire meglio se assunti alla sera. Infatti, forniscono 4 chilocalorie per grammo (diciamo lorde), perché bisogna calcolare che una quantità minima viene utilizzata per scomporre (o meglio, per rendere fruibile) le molecole di glucosio da parte dell'organismo.

I carboidrati sono classificati in "semplici" e "complessi": i primi sono, ad esempio, quelli presenti in frutta, verdura e miele e sono la parte buona, mentre i prodotti che definiamo "da forno" o "industriali" ne nascondono quantità importanti. A livello nervoso, quest'ultimi non stimolano il senso di sazietà ed è per questo che è facile eccederne nell'assunzione. Invece, i carboidrati complessi li troviamo nei cereali, nei tuberi e nei legumi e la loro composizione chimica richiede più tempo per l'utilizzo.

Per semplificare il concetto sull'utilizzo di quanti e quali carboidrati, in un pre-allenamento (o durante l'allenamento stesso), l'assunzione dello zucchero (zucchero semplice) è un ottimo integratore energetico a basso costo e, se devo pensare che la pasta (carboidrato complesso) mi fa ingrassare, devo sapere che non è l'alimento in sé a crearmi il problema, bensì il condimento. Un piatto di pasta con le zucchine fornisce 432 chilocalorie, mentre con il ragù 615. Perciò, il senso di preparare dei piatti di cui si conosce il contenuto di macronutrienti è fondamentale per la gestione degli aspetti nutrizionali per il proprio corpo.

La scelta tra alimenti con farine bianche piuttosto che integrali è un altro argomento da affrontare e chiarire.

Quando s'introducono alimenti come pasta, pane e pizza, la risposta è un innalzamento dell'insulina nel sangue (l'insulina è un ormone che regola gli zuccheri nel sangue). Spesso, chi vuole perdere peso elimina i carboidrati "bianchi" a vantaggio di quelli integrali, ma, per esempio, il riso integrale ha un indice glicemico più basso del riso bianco.

Pertanto, secondo il mio punto di vista, dopo un allenamento, utilizzerei un alimento con un alto contenuto glicemico come il riso bianco, in quanto i valori dell'insulina sono alti dopo l'allenamento e quindi si andranno a ricreare le riserve energetiche nei muscoli più rapidamente.
Queste informazioni hanno il solo scopo di rispondere a tutte quelle domande che nascono da messaggi dell'industria alimentare (e quindi dal marketing): "Carboidrati bianchi sì o no?" Integrali. Perché da qui sorge spontanea la domanda: "Ma come devo mangiare"?

Con il metodo *MaxChanging 90* ti proponiamo la composizione sia di piatti con un alto contenuto di carboidrati che piatti con un basso contenuto, così da poter utilizzare delle soluzioni adeguate a seconda dei giorni in cui ti alleni o quando stai a riposo.
Perché adottiamo questo sistema?

Nelle giornate in cui mi alleno, utilizzo gli zuccheri presenti nel sangue e nei muscoli, pertanto, a livello ormonale, il pancreas aumenta la quantità di insulina, perciò, dopo l'allenamento, per integrare quelle scorte di zuccheri dovrò farlo con un pasto più ricco di carboidrati. Invece, quando non mi alleno, la mia alimentazione sarà composta principalmente da proteine e grassi e il contenuto di carboidrati sarà limitato; questo perché, a riposo, il nostro corpo utilizza principalmente grassi. Cambiare abitudini è sempre difficile, ma con questo sistema il corpo troverà gli adattamenti in poco tempo.

• Le proteine
Nella gestione dei piatti del metodo *MaxChanging 90*, le proteine sono fondamentali e vengono presentate insieme a carboidrati e grassi nei piatti proposti.

Vengono principalmente introdotte con l'alimentazione, in quanto i componenti di base (gli aminoacidi essenziali) non sono prodotti dal nostro organismo.

Le funzioni delle proteine sono:

1)   Plastica: compongono la maggior parte delle strutture dell'organismo, permettono la crescita e la riparazione dei tessuti.

2)   Regolatrice: intervengono come elemento fondamentale nella produzione di ormoni.

3)   Trasportatore: si legano ad altri elementi e trasportano sostanze. L'emoglobina è una proteina che trasporta ossigeno.

4)   Contrattile: è la funzione del tessuto muscolare che compone e genera il movimento.

5)   Energetica: quando mancano carboidrati e le richieste energetiche lo richiedono, le proteine si trasformano in glucosio a scopo energetico.

Le proteine possono essere di origine animale o vegetale; nei nostri piatti, abbiamo scelto alimenti come carne bianca, manzo, pesce, uova, soia e derivati, frutta secca eccetera, perché posseggono una fonte di aminoacidi completa.

Da un punto di vista energetico, le proteine (come i carboidrati) svolgono 4 chilocalorie lorde, dato che il costo per metabolizzarle prevede dal 20 al 30% del valore energetico.

Sono il macronutriente essenziale per la vita poiché non assumerne porterebbe alla demolizione del tessuto muscolare, fino all'esaurimento e quindi alla morte.

Spesso, quando si parla di proteine a livello sportivo, s'intende che sono abbinate all'incremento della massa muscolare e si sente parlare di quantitativi di grammi/chilogrammi di peso corporeo al giorno: questo valore varia, a seconda del soggetto e del periodo di allenamento.

Per le persone che invece vogliono perdere peso, recuperare tono muscolare è particolarmente importante al fine di assumerne un quantitativo corretto.

Se dovessimo attribuire un valore generale, possiamo dire che è pari al 20% del valore dei macronutrienti complessivi che devo introdurre giornalmente.

Un vantaggio dato da un piano di nutrizione con apporto proteico corretto è dato dal fatto che le proteine richiedono un tempo maggiore di scomposizione e provocano quindi un maggior senso di sazietà. Inoltre, come abbiamo visto prima, richiedono un maggior consumo energetico per la scomposizione/digestione dell'alimento e, infine, contribuiscono al mantenimento e alla costruzione del tessuto muscolare, soprattutto dopo aver fatto esercizio fisico.

Se inizio a perdere peso (ma in realtà vado a ridurre il tessuto muscolare), sarà sempre più difficile perdere grasso e, di conseguenza, il metabolismo risulterà sempre più lento.

• Le proteine in polvere
Piccola parentesi per questo tipo di integratore, al momento molto diffuso ed utilizzato: non sono certo dell'idea di sostituire il cibo con gli integratori, ma lo considero un ottimo supporto post allenamento. Le proteine derivate dal siero del latte sono ottime nel post allenamento: raggiungono velocemente i muscoli e vanno a reintegrare e riparare i tessuti muscolari danneggiati dall'allenamento.

• I grassi

La parte più difficile da spiegare riguarda proprio questo macronutriente perché troppo spesso è associato ad eccesso di peso, cattiva salute ed eccedenza calorica.

Ma adesso cerchiamo di fare un po' di chiarezza: in realtà, la funzione dei grassi è innanzitutto energetica, in quanto rendono 9 chilocalorie per grammo lordi; ciò significa che il valore reale è di circa 7 chilocalorie per grammo per la presenza di molecole d'acqua. Pertanto, è un risultato comunque di gran lunga superiore a carboidrati e proteine che, come abbiamo visto, valgono 4 chili al grammo.

L'energia fornita dai carboidrati è utilizzabile molto più velocemente, mentre i grassi necessitano di un processo di scomposizione più lungo per renderli disponibili. Anche in questo caso, il senso di sazietà sarà più duraturo dopo il pasto e può essere d'aiuto per seguire il programma per la riduzione del grasso corporeo. Un'altra funzione importante dei grassi è il trasporto delle vitamine (nello specifico A, D, E, K) per il mantenimento dello stato di salute del sistema circolatorio, dei reni, delle ossa e per mantenere un alto livello di energia.

Infatti, oggi, si parla di cibo impoverito quando alcuni alimenti non contengono i micronutrienti sufficienti, sono prodotti in serie.

I grassi della famiglia degli Omega hanno un ruolo chiave nel mantenimento delle cellule nervose e nella produzione di ormoni come testosterone ed estrogeni.

L'ultima funzione è di tipo meccanico di protezione degli organi, come le ghiandole mammarie e il grasso viscerale, oltre alla costruzione della membrana cellulare.

I grassi sono classificati in:

1)   Saturi

2)   Monoinsaturi

3)   Polinsaturi

I grassi saturi sono quelli che hanno derivazione animale come carne, uova, burro, formaggio e latticini in genere.

In alcuni studi recenti, si consiglia (in termini generali) un utilizzo pari al 10% del fabbisogno. Inoltre, si trovano in prodotti da forno o industriali, come biscotti, snack, barrette torte eccetera e, nel tempo, a causa di un utilizzo eccessivo, sono stati associati alle malattie cardiovascolari.

I grassi monoinsaturi sono presenti nell'avocado, nelle noci, nelle nocciole, nelle mandorle, nell'olio extravergine di oliva, nella frutta secca, utilizzati sia come spuntino che nelle porzioni di qualsiasi piatto: alzano i livelli d'energia e producono nel sangue quello che viene chiamato "colesterolo buono" (HDL) e mantengono, inoltre, il valore dei trigliceridi basso.

I grassi polinsaturi sono, ad esempio, gli Omega-3 presenti nel pesce azzurro: hanno una funzione antinfiammatoria, pertanto riducono i rischi di malattie correlate al sistema circolatorio e diminuiscono il rischio di problemi al tessuto muscolare cardiaco. Da qui l'importanza di consumare pesce come salmone e aringhe (oltre al pesce azzurro), almeno due o tre volte a settimana.

I grassi da fast food sono quelli idrogenati presenti nei prodotti da forno, nelle pietanze pronte tipiche dell'industria alimentare e nei dolci contenenti conservanti, in quanto servono a prolungarne proprio la conservazione. È di fondamentale importanza imparare a leggere le etichette al supermercato prima di fare degli acquisti di questo tipo e poi, se non li acquisti, non li mangi…
A te la scelta.

Nel complesso mondo dell'alimentazione, adesso, è importante trovare i giusti alimenti, quelli con i valori nutrizionali migliori, e iniziare a costruire il proprio percorso di alimentazione.

È essenziale sapere quante calorie bisogna introdurre e, per far questo, esistono delle app dedicate: bisogna mantenere in costante bilanciamento carboidrati e grassi per riuscire a mantenere un apporto proteico adeguato, così da preservare il tessuto muscolare.

Spero di essere riuscito a fornire una spiegazione (seppur semplice) dei macronutrienti, di quali sono le funzioni, i valori calorici e a quali alimenti fanno riferimento.

Ora, non ci resta che riprenderli nell'ultimo capitolo per vederli sul piatto, facili da fare e in poco tempo.

RIEPILOGO DEL CAPITOLO 3:

• SEGRETO n. 1: Imparare a conoscere quali sono i macronutrienti e i loro valori calorici abbinati agli alimenti.

• SEGRETO n. 2: I carboidrati non sono essenziali, bensì necessari e la quota minima di assunzione è di 240 grammi al giorno.

• SEGRETO n. 3: Le proteine servono a riparare e a formare il tessuto muscolare, ma sono necessarie anche a livello energetico in mancanza di carboidrati.

• SEGRETO n. 4: I grassi hanno un valore calorico alto che corrisponde a 9 chilocalorie per grammo e hanno diverse funzioni. Non possono mancare dalla nostra dieta e devono bilanciarsi con i carboidrati.

• SEGRETO n. 5: Bisogna mantenere in costante bilanciamento carboidrati e grassi per riuscire a mantenere un apporto proteico adeguato, così da preservare il tessuto muscolare.

Capitolo 4:
L'importanza dell'attività fisica

Arrivati fino a questo punto, è inutile affermare che l'argomento è complesso, ma allo stesso tempo straordinariamente semplice. Possiamo seguire un piano di allenamento per migliorare la salute e la forma fisica, oltre che per ottimizzare la performance in un determinata disciplina sportiva.

Assodato il fatto che sia realistico perdere peso anche senza svolgere attività fisica attraverso un buon piano nutrizionale, abbinando un piano di allenamento, si migliora la qualità della struttura corporea, riducendo la massa grassa e incrementando quella muscolare, rendendo il corpo metabolicamente più attivo. Fare attività fisica presuppone il miglioramento delle capacità motorie, funzionali e metaboliche, per cui il corpo risulta più sano e più attivo: è in grado di sopportare in modo consono e ottimale gli sforzi fisici e psichici.

Attualmente, lo stile di vita lavorativo dell'individuo medio è volto alla sedentarietà totale e l'utilizzo delle tecnologie moderne porta, inevitabilmente, a non svolgere alcun movimento.

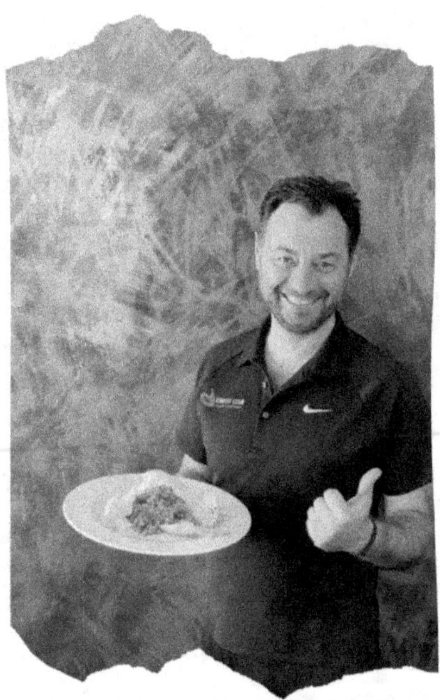

Nello specifico, dalla metà di marzo 2020, stiamo vivendo la quarantena, a causa del Coronavirus, evento che resterà nei libri di storia. Questa situazione segna anche un cambio epocale, in quanto si assisterà ad una trasformazione nelle attività, soprattutto verso il digitale e, probabilmente, si lavorerà di più da casa, davanti al pc. Quindi il problema dell'alimentazione legata alla sedentarietà sarà sempre di più un problema di salute sociale.

Le patologie che colpiscono maggiormente le popolazioni industrializzate sono ipertensione, obesità e diabete e, ad oggi, il miglior farmaco conosciuto per sconfiggerle, ridurle o comunque riportare un soggetto a una qualità della vita migliore è proprio l'esercizio fisico.

Una volta (più o meno 20/30 anni fa) si lavoravano i campi, si andava al lavoro in bicicletta e i bambini giocavano all'aperto sugli alberi.
Tuttavia, la capacità di alimentarsi ha subito dei cambiamenti notevoli in questo lasso di tempo.

Mentre una volta si utilizzavano alimenti provenienti dalla nostra terra, oggi ci si trova a consumarne alcuni che possono essere impoveriti per i trattamenti che subiscono, sia a terra che nella preparazione per i confezionamenti.

Per contro, ci sono cibi pronti, ricchi di calorie cosiddette "vuote" e carichi di grassi non buoni, che danneggiano il nostro organismo.

Il legame tra attività fisica e alimentazione, oggi, è molto stretto, sia per una persona che vuole mantenersi in salute (in generale, difese immunitarie alte, sistema circolatorio, sistema scheletrico, articolare e muscolare funzionale), sia per un atleta che vuole ottenere dei risultati, in palestra come nelle performance sportive, sia negli sport di squadra che individuali.

Credo fermamente che ogni individuo abbia una sua unicità e che questa debba essere rispettata, sia nella gestione dei piani di alimentazione, che soprattutto nel piano di allenamento. La scusa del "non sono in forma perché..." (patologie escluse), in realtà, è data dalla scarsa o nulla conoscenza degli alimenti, da abbinamenti alimentari sbagliati e da abitudini scorrette, spesso dettate da lavori con orari e fattori di stress importanti.

Da un punto di vista dell'allenamento, posso affermare che, dopo anni di esperienza, la difficoltà maggiore è trovare lo stimolo, la voglia d'intraprendere un percorso, di mettersi a fare allenamento (e aggiungo con costanza e regolarità).

Pensare di allenarsi tre mesi prima dell'estate è solo un modo per sistemare la coscienza.

Se riusciamo a cambiare l'atteggiamento mentale verso l'allenamento (inteso come quel momento della giornata per cui una persona dedica il suo tempo completamente a se stessa e alla propria salute), con tutti i benefici del caso, potremmo godere di una qualità della vita decisamente migliore. Oltre a migliorare aspetti fisici estetici, si otterrebbero benefici per il sistema immunitario e psichico, grazie al rilascio di endorfine capaci di migliorare l'umore.

Il filo conduttore di queste riflessioni è il riuscire a conoscere e a riconoscere i macronutrienti negli alimenti, con lo scopo di utilizzarli correttamente. La quantità degli alimenti va gestita in base a quanto una persona è attiva, a quanto allenamento svolge durante la settimana e al tipo di lavoro.

Insomma, è un connubio imprescindibile: senza questa sinergia, non si otterranno risultati o miglioramenti, sia da un punto di vista della salute che della performance sportiva.

Arriviamo quindi all'ultimo capitolo in cui presenterò piatti facili da preparare, o meglio, che si preparano in poco tempo e che contengono tutti i macronutrienti necessari per sostenere una alimentazione completa e bilanciata.

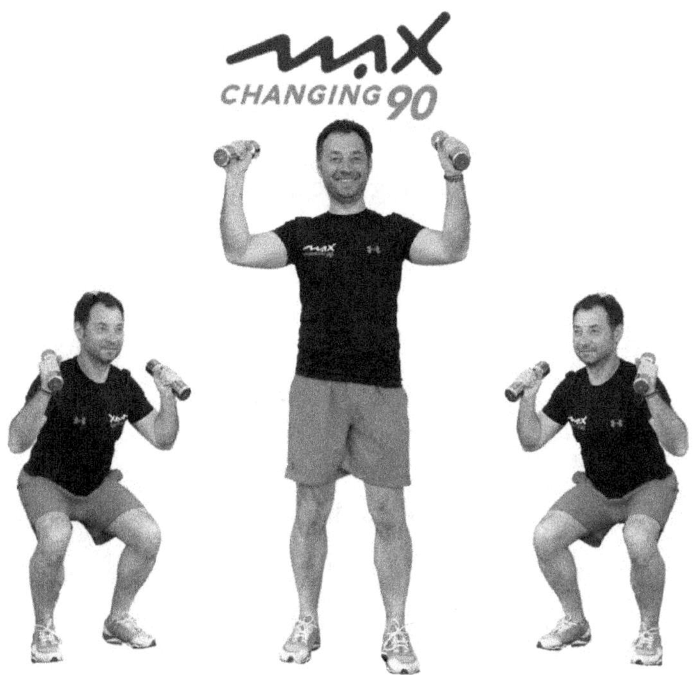

RIEPILOGO DEL CAPITOLO 4:

• SEGRETO n. 1: Per migliorare la salute con l'attività fisica è indispensabile abbinare un piano alimentare corretto.

• SEGRETO n. 2: Le patologie legate alla sedentarietà sono ipertensione, diabete ed obesità e si possono curare con l'attività fisica.

• SEGRETO n. 3: Alimentazione corretta e attività fisica garantiscono difese immunitarie alte, sistema circolatorio, sistema scheletrico, articolare e muscolare funzionale.

• SEGRETO n. 4: Ogni individuo ha una sua unicità e che questa deve essere rispettata, sia nella gestione dei piani di alimentazione, che soprattutto nel piano di allenamento.

Capitolo 5:
Ricette e allenamento

Pronto? Via…

Adesso si inizia a fare sul serio, ma soprattutto ad agire.

Da questo momento in poi, la cucina sarà il tuo più grande alleato; le diete e i sacrifici non rientrano nel nostro nuovo progetto, mangerai piatti saporiti, avrai una nuova sensazione di maggior energia e, nel tempo, noterai anche i risultati sul tuo fisico.

La parola d'ordine adesso è *pianificare*: l'obiettivo è costruire la settimana tipo, secondo gli schemi che vedremo dopo, ipotizzare di fare almeno 3 allenamenti alla settimana. Sì lo so, con tutti gli imprevisti che ci saranno, sarà difficile, ma basterà modificare le abitudini e cercare di stare più vicino possibile al programma.

Per facilitarti nella pianificazione, stampa o fotocopia questi schemi, ti aiuteranno a tenere sotto controllo i tuoi allenamenti settimanali e a programmare quello che mangerai durante la giornata.

Il mio consiglio è di dedicare 15 minuti di tempo la domenica sera per pianificare i tuoi allenamenti e i tuoi pasti della settimana entrante.

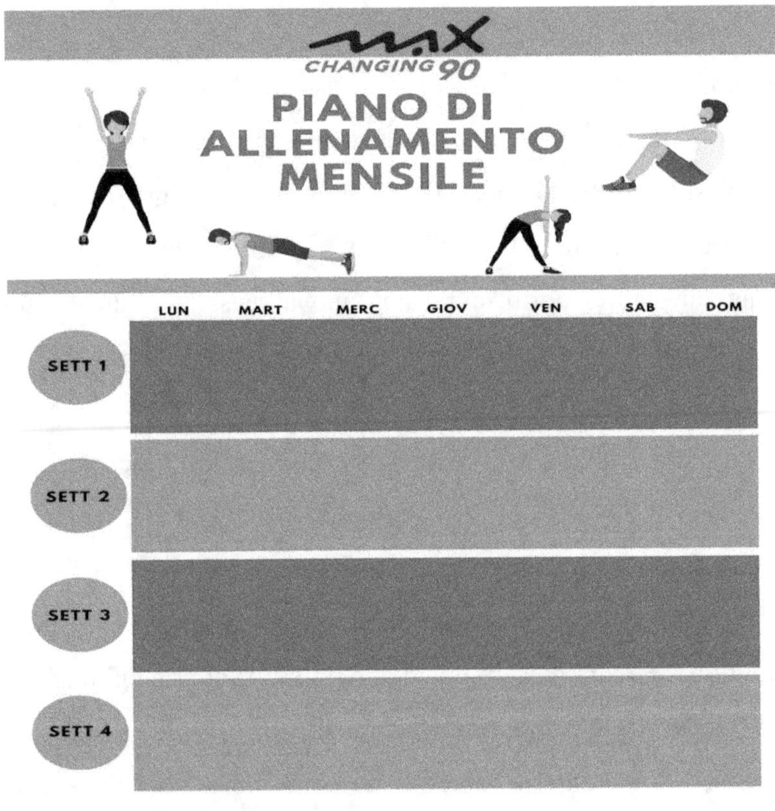

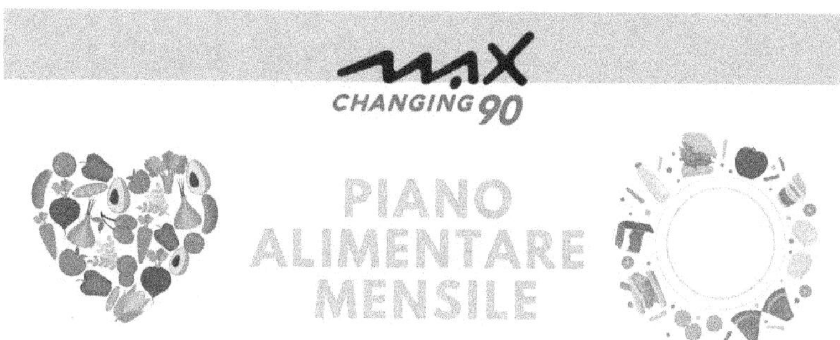
CHANGING 90
PIANO
ALIMENTARE
MENSILE
LUN   MART   MERC   GIOV   VEN   SAB   DOM
SETT 1
SETT 2

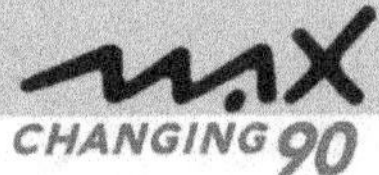

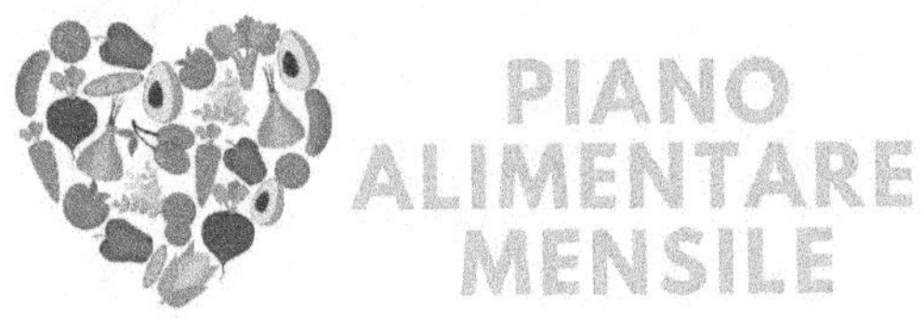

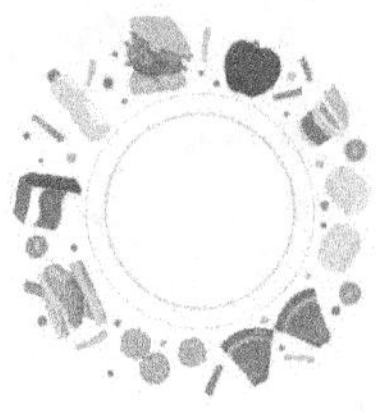

	LUN	MART	MERC	GIOV	VEN	SAB	DOM
SETT 3							
SETT 4							

5.1 L'allenamento con il metodo *MaxChanging 90*

Il metodo *MaxChanging 90*, in realtà, utilizza quello dell'Interval Training ad alta intensità: s'alternano dei momenti in cui si eseguono gli esercizi ad una intensità alta a delle pause prestabilite. All'inizio, potrà sembrare particolarmente faticoso o difficile, in sostanza, basta adeguarsi al proprio ritmo e alle proprie capacità e si otterranno dei grandi risultati.

Il programma si basa su 90 giorni e i risultati non saranno solo di natura estetica: si noterà il miglioramento a livello muscolare e anche l'apparato cardiovascolare avrà dei notevoli benefici.

Il metodo di allenamento prevede innanzitutto l'utilizzo di un timer, scaricabile con una app; personalmente, utilizzo Tabata, così posso programmare i tempi di attività e di recupero.

Tutto si basa sul tuo livello di partenza: se sei poco allenato, devi adattare gli esercizi e l'intensità dello sforzo, dunque per esempio aumentando l'intensità della camminata sul tapis roulant o la sua inclinazione. La sessione di allenamento non supererà i 40 minuti, la prima parte sarà dedicata al riscaldamento e ad alcuni esercizi di mobilità.

La parte centrale sarà composta da questo schema di lavoro: 20 secondi di attività intensa e 40 di recupero, a seconda delle capacità del momento, altrimenti si può passare a 30 secondi di lavoro attivo a 60 di recupero. Quindi il recupero è il doppio del tempo di lavoro. Per valutare l'intensità del lavoro che stai eseguendo, devi tener presente che non dovrai avere il fiato per parlare o mandare messaggi, quindi concentrati sul lavoro che stai facendo e dacci dentro.

Mi raccomando, pianifica anche la lista della spesa, così da programmare i giorni a seguire con i pasti.

Adesso che hai programmato i giorni di allenamento, i piatti da mangiare e fatto la spesa, non ti resta che metterti in cucina a preparare i piatti, che potrai poi utilizzare anche durante la settimana, nei momenti in cui sarai troppo di fretta per cucinare o per pensare a cosa mangiare. Così facendo, starai sicuro che il cibo che introdurrai sarà bilanciato e corretto.

Sviluppare questo modo di organizzare la propria settimana e le proprie giornate diventerà presto una buona abitudine alla quale non potrai più rinunciare.

La lista delle cose necessarie per iniziare:

1)	Una bilancia da cucina, così da pesare correttamente gli ingredienti. È fondamentale pesare gli alimenti, perché solo così impariamo a vedere oggettivamente la quantità di prodotto per creare le porzioni.

2)	Oltre a padelle, frullatori ed utensili da cucina, servono anche dei contenitori in plastica per conservare e trasportare il cibo.

3)	Riforniamo la dispensa anche di:
- curcuma
- curry
- sale
- pepe
- salsa di soia dolce
- paprika
- avena
- pinoli
- mandorle
- anacardi

✓   peperoncino

✓   olio extravergine di oliva

✓   olio di cocco.

Adesso che abbiamo visto tutto, siamo pronti per incominciare.

Potrai seguire le ricette sul nostro canale YouTube *MaxChanging*, inoltre, potrai anche vedere i piatti pubblicati sulle pagine Facebook ed Instagram. Se poi vorrai condividere i tuoi risultati con me, posta e tagga le tue foto con l'hashtag #MaxChanging.

5.2 Piano di allenamento – Scheda 1

• Orario di svolgimento:

Ore 7 del mattino.

• Modalità di svolgimento:

Impostare il timer con 20 secondi di esecuzione degli esercizi e altri 40 di recupero, in cui rimango fermo sul posto.

Eseguire consecutivamente 5 volte i 4 esercizi senza mai fermarsi.

Esercizi:

1)   Squat, con spinte degli arti superiori con manubri:

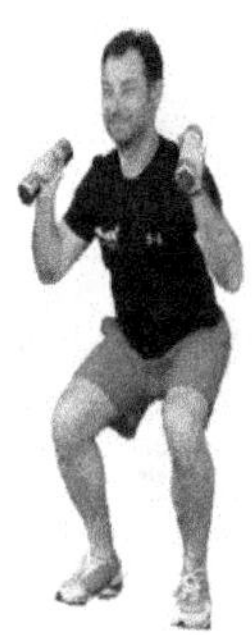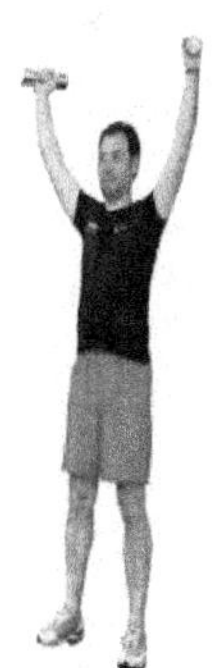

2)   Spiderman:

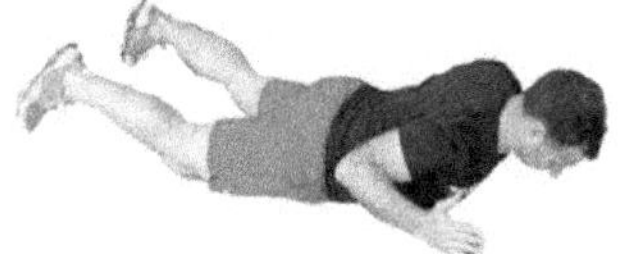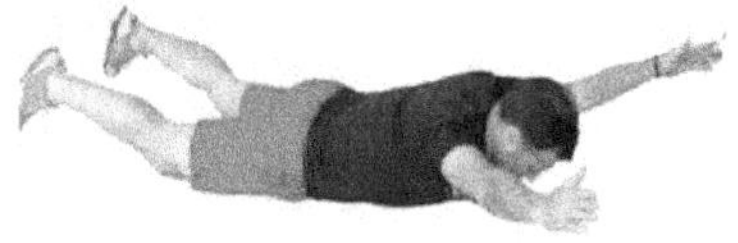

3)   Piegamenti degli arti superiori in ginocchio:

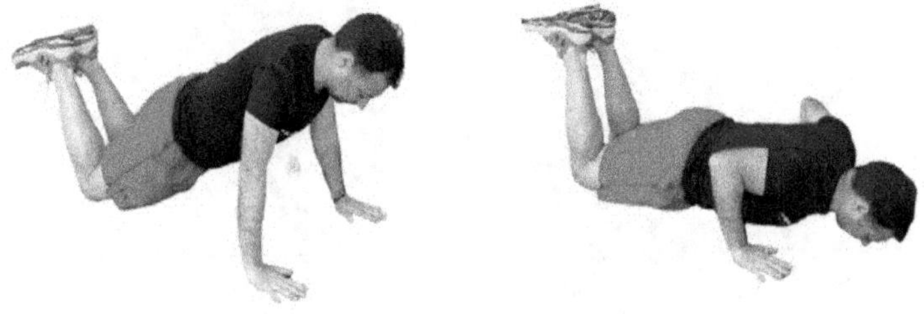

4)   Plank:

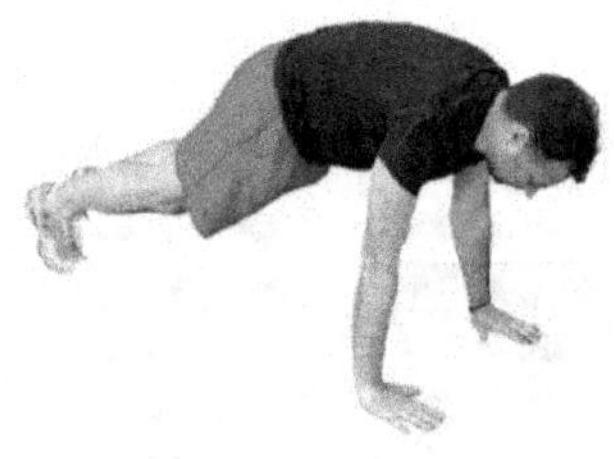

Per il dopo allenamento mattutino, qui sotto troverai le due ricette possibili da poter scegliere per la tua colazione.

5.3 Ricette per la C(o)lazione

• Avocado toast: CHO 26 FAT 15 PRO 22 – Kcal 313

Ingredienti:

✓   2 fette di pane integrale;

✓   ½ avocado;

✓   1 uovo;

✓   50 grammi di salmone;

✓   sale;

✓   peperoncino;

✓   1 limone

Procedura:

Tostare due fette di pane integrale in forno o sulla piastra.

Preparare in un tegame antiaderente l'uovo per la cottura.

Sbucciare l'avocado, tagliarlo a metà e schiacciarlo con una forchetta, aggiungendo un po' di sale e pepe.

Pronto il pane, stendere l'avocado, metterci sopra le fette di salmone, aggiungere due foglie d'insalata e tre pomodorini tagliati in due, poi a seguire l'uovo, per chiudere la seconda fetta di pane.

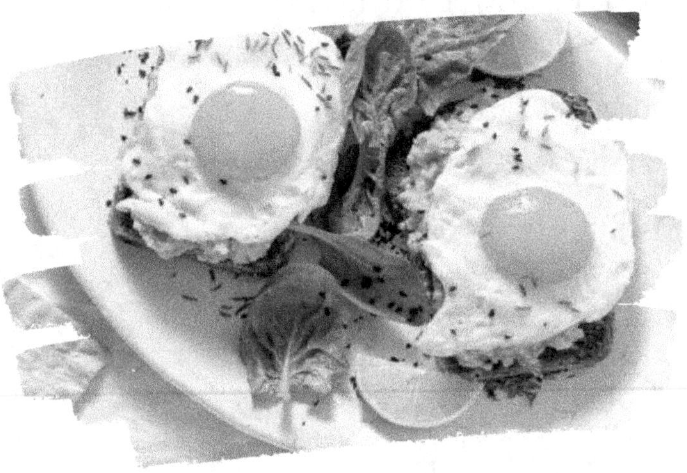

L'avocado è un frutto tropicale che a me piace molto, facilmente reperibile nei supermercati, ma bisogna fare molta attenzione che sia ben maturo per l'utilizzo. È composto da grassi buoni che possono essere utilizzati per guarnire o completare altri piatti, ma occorre far attenzione all'utilizzo dell'olio extravergine di oliva, che si utilizza per condire altre pietanze, al fine di non eccedere con le quantità di grassi giornaliere.

• Pancake proteici: CHO 52 FAT 13 PRO 43 CAL 496

Sono adatti per una colazione, con un velo di marmellata o nocciolata e sono preparati senza farina. Con la quantità di ingredienti utilizzati, si realizzano circa 10 pancake, a seconda del diametro che utilizziamo, con 35 chilocalorie al pezzo.

Ingredienti:

✓ 1 banana;

✓ 30 grammi di polvere proteica;

✓ 1 uovo;

✓ 25 grammi di fiocchi avena;

✓ 1 cucchiaio di olio di cocco;

✓ yogurt greco

Procedura:

Frullare la banana con polvere proteica, uovo e avena, in modo che abbiamo la pastella pronta. Scaldare metà dell'olio in una padella antiaderente, a fuoco medio, poi versare una piccola quantità di pastella e cucinare per un minuto per ciascun lato.

Da servire con un cucchiaio di yogurt ed eventualmente aggiungere dei pezzi di banana o della frutta di stagione.

5.4 Piano di allenamento – Scheda 2

Orario di svolgimento:

ore 12.30.

Modalità di svolgimento:

Il programma di allenamento che propongo con la scheda 2 prevede un allenamento ad alta intensità, in cui eseguo l'esercizio per 20 secondi e recupero per i successivi 40.

Completando i cinque circuiti, il tempo previsto di lavoro, se completato, porterà ad un impegno di 25 minuti esatti.

Dobbiamo sicuramente introdurre anche una decina di minuti di riscaldamento come previsto nella scheda.

• Riscaldamento:

1) Mobilità delle spalle

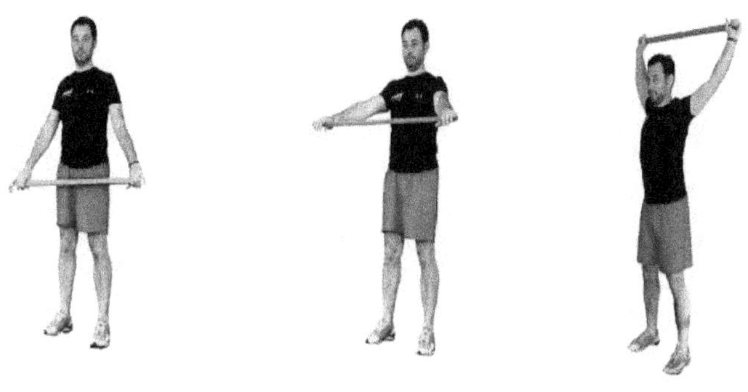

2) Mobilità delle anche:

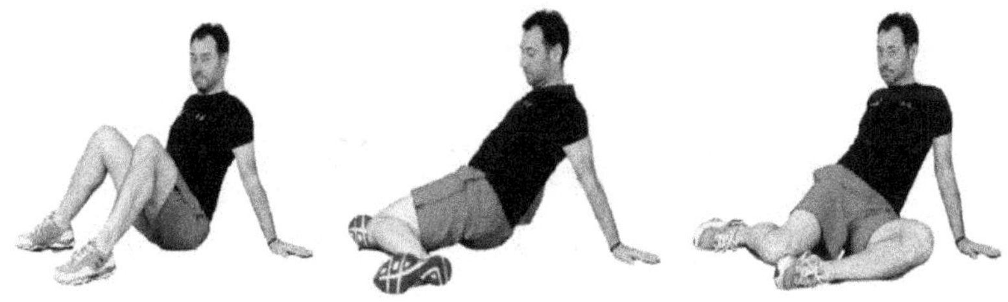

3)   Mobilità del dorso:

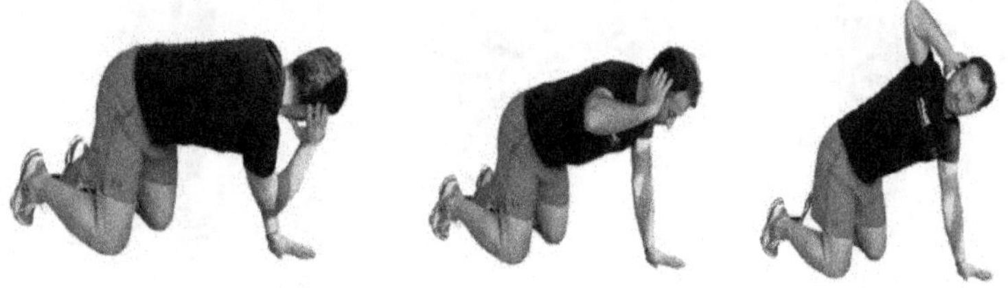

Esercizi:

1)   Burpees modificato:

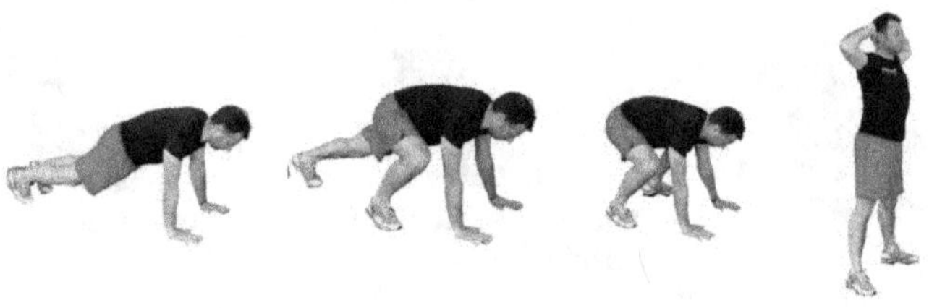

2)   Jumping jack:

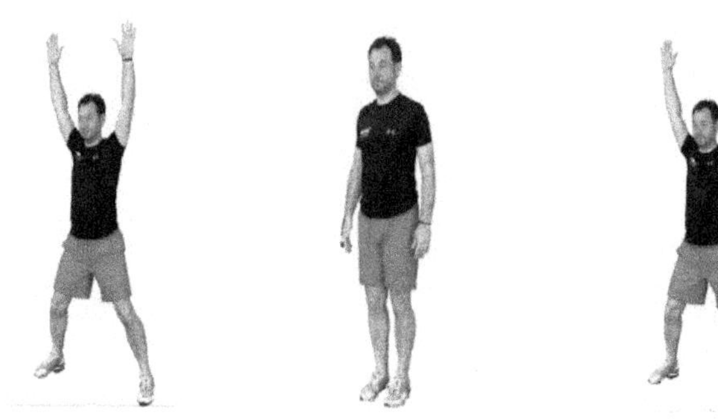

3)   Mountain climbers:

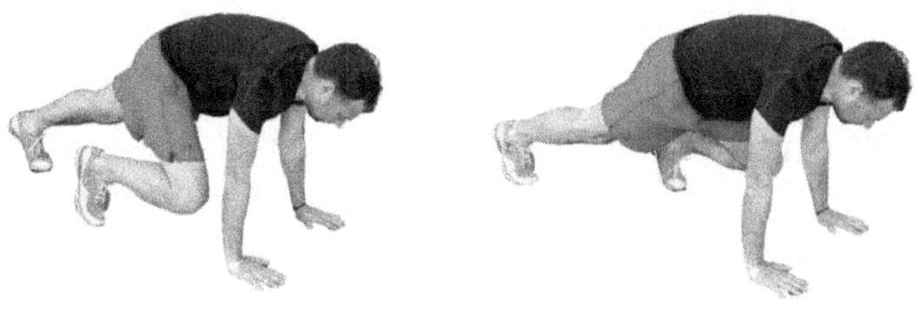

A seguire, invece, elencherò dei piatti pensati per il pasto della pausa pranzo, dopo che avrai svolto l'allenamento:

• Fregola ai gamberi: CHO 90 FAT 13 PRO 44 Kcal 643

Ingredienti:

✓ 100 grammi di fregola;

✓ 8 gamberi;

✓ 1 zucchina;

✓ cipolla bianca;

✓ olio extra vergine di oliva;

✓ salsa di soia

✓ 2 foglie grandi d'insalata iceberg.

Preparazione:

Mentre l'acqua per la fregola si scalda, mettere in un'altra pentola antiaderente un cucchiaio d'olio con un po' di cipolla bianca tritata, dopodiché aggiungere un po' d'acqua. Non bisogna far diventare scura la cipolla, quindi grattugiare contemporaneamente la zucchina.

Tagliare quindi i gamberi in due, aggiungere un ¼ di bicchiere d'acqua, un cucchiaio di salsa di soia e versare la fregola e a saltarla per l'ultimo minuto di cottura.

Infine, servire la fregola su foglie d'insalata tagliata a strisce.

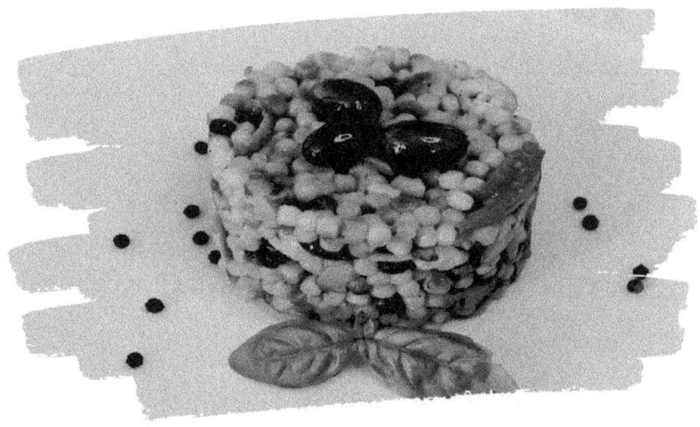

• Quinoa e ricciola: CHO 29 FAT 23 PRO 41 Kcal 497

Ingredienti:

✓ 90 grammi di quinoa;

✓ 150 grammi di ricciola (o variante ombrina);

✓ 10 pomodorini;

✓ 10 olive taggiasche

✓ passata di pomodoro;

✓ paprika;

✓ prezzemolo

Preparazione:

Mettere a bollire la quinoa, poi, in una pentola antiaderente, aggiungere un cucchiaio d'olio, pomodorini e olive per 1 minuto. Tagliare a cubetti la ricciola e metterla nella pentola antiaderente. Aggiungere quindi un mestolo d'acqua, un quarto di bicchiere di passata di pomodoro. Mescolare tutto insieme in modo da amalgamare gli ingredienti, poi sfumare con del vino bianco (poco). Spegnere il fuoco a metà cottura. Successivamente, aggiungere la fregola, che termina la cottura insieme al pesce, aggiungendo paprika e prezzemolo con un cucchiaino d'olio finale.

Ora può essere pronta da servire.

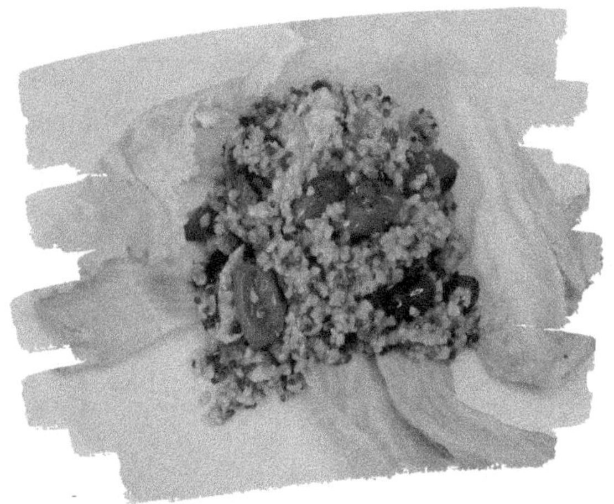

Le schede 1 e 2 nella gestione del programma di allenamento devono essere eseguite a giorni alterni, nello specifico come da schema riportato. Le giornate sono puramente indicative, cerchiamo di fare 4 allenamenti a settimana distribuendoli nelle giornate che più ci aggradano, mantenendo, però, dei giorni di riposo. Il tutto per le prime 4 settimane.

Quest'ultimi piatti sono pensati per quando ti alleni la sera, poi a cena, reintegra una parte dei carboidrati dopo l'esercizio fisico e mantieni una quantità di proteine importante per la costituzione dei muscoli.

Come potrai notare, i grassi sono sempre presenti, ma in quantità molto ridotte. Sono piatti leggeri, come sempre veloci da preparare.

5.5 Piano di allenamento – Scheda 3

Orario di svolgimento:

ore 19.

Metodo di lavoro:

30 secondi di lavoro e 30 di recupero.

Con l'esecuzione fino ad un massimo di 6 circuiti, si completano 30 minuti di allenamento.

Esercizi:

1)   Affondi:

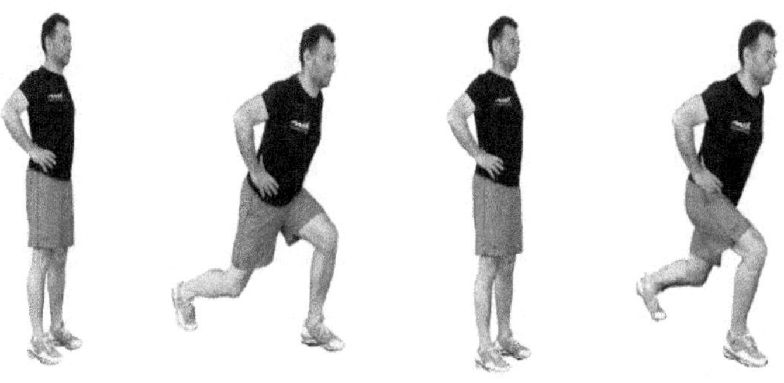

2)   Plank con stacco delle gambe:

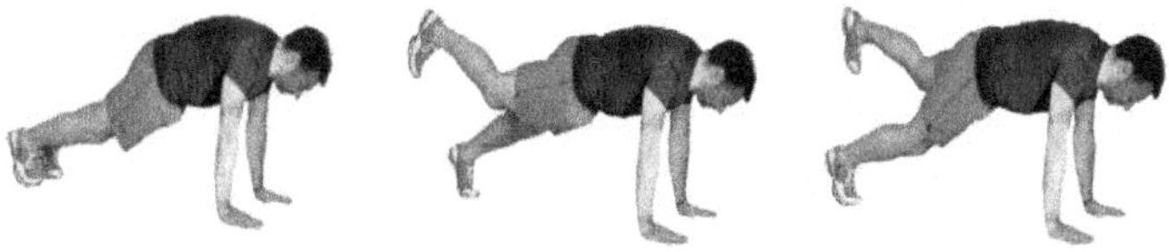

3)   Piegamenti più plank:

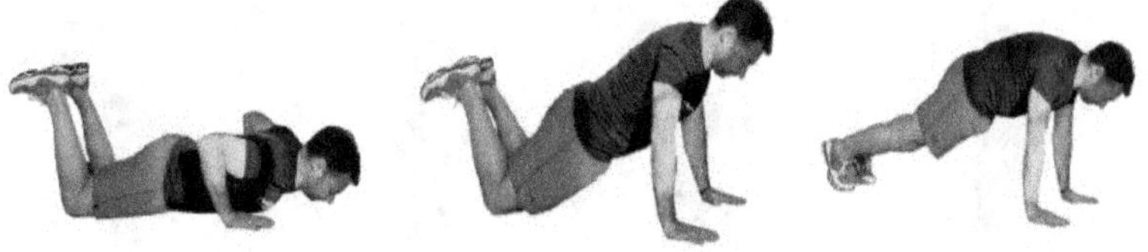

4)   Spinte con manubri:

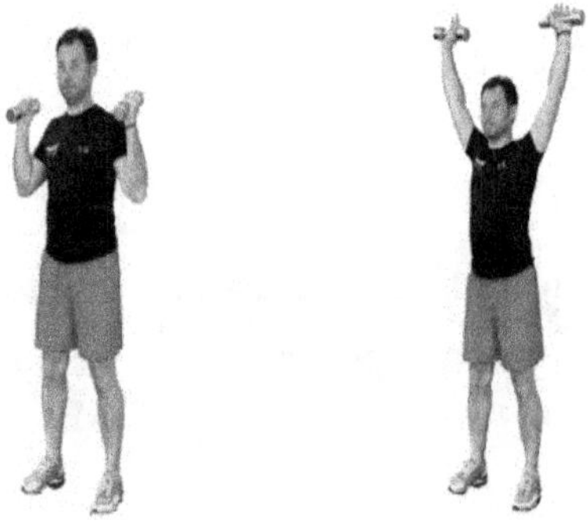

5)   Squat:

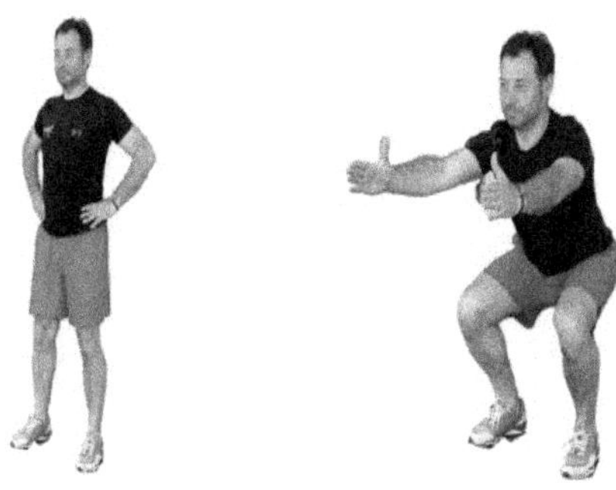

Tutte le schede qui proposte hanno una progressione per intensità: l'obiettivo è quello di riuscire, nel tempo e quindi con la costanza, a portarle a compimento, soprattutto se non si riescono a terminare. Invece, se riesco a completare il circuito quasi da subito, allora dovrò cercare di eseguire il maggior numero di ripetizioni possibili durante la fase attiva.

• Cous cous calamari e tonno: CHO 27 FAT 13 PRO 65 Kcal 519. In questa ricetta, si possono utilizzare due combinazioni di verdure:

a):

- ✓ cipolla;
- ✓ sedano;
- ✓ pomodorini;
- ✓ zucchina;
- ✓ ceci

b):

- ✓ cipolla;
- ✓ carota;
- ✓ soia;
- ✓ spinaci;
- ✓ peperoni;
- ✓ zucchine;
- ✓ 150 grammi di calamari
- ✓ 80 grammi di tonno al naturale

Preparazione:

Lavare e tagliare le verdure a dadini uguali.

In una pentola antiaderente con olio d'oliva e a fuoco basso, versare tutto insieme.

Quando si è a metà cottura delle verdure, aggiungere i calamari e il tonno, dopodiché due mestoli d'acqua bollente. Versare quindi il cous cous, mescolare, spegnere il fuoco e coprire per 5 minuti. Successivamente, accendere il fuoco e aggiungere paprika e curcuma. Infine, amalgamare tutti gli ingredienti mescolando per 2 minuti a fuoco lento, e poi servire.

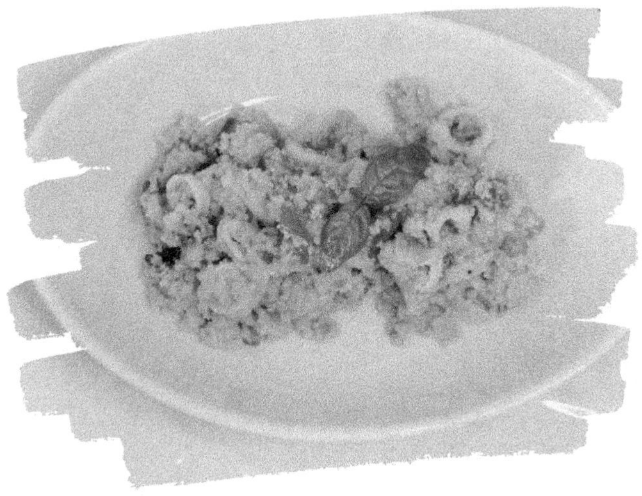

• Vitello freddo alle spezie:

In questa ricetta, l'utilizzo delle spezie va a seconda del proprio gusto; se alcune di queste non piacciono, si possono sostituire con altre.

Ingredienti:

✓ 150 grammi di fesa di vitello;

✓ 40 grammi di carote;

✓ 10 grammi di anacardi;

✓ cannella;

✓ zenzero;

✓ peperoncino rosso;

✓ chiodi di garofano;

✓ noce moscata;

✓ lime;

✓ olio extravergine di oliva

Preparazione:

Pulire e tagliare le carote a julienne. Lavare il lime, tagliarlo a metà e spremerlo in una ciotola, mentre l'altra metà tagliarla a spicchi.

Tagliare a listarelle le fettine di vitello e metterle in una pentola antiaderente con un cucchiaio d'olio. Unire cannella, zenzero, noce moscata e mescolare il tutto per 1 minuto, in modo da rosolare la carne. Aggiungiamo quindi il peperoncino, il lime spremuto e mescoliamo ancora per 1 minuto.

A questo punto, aggiungiamo le carote, gli anacardi e gli spicchi di lime e, mescolando, lasciamo il tutto sul fuoco per altri 5 minuti. Prima di servire a tavola, attendere che la carne raggiunga una temperatura più bassa.

• Piatto Gerby: CHO 63 FAT 18 PRO 71 Kcal 684

Ingredienti:

50 gr riso basmati

8 Gamberi

150 gr pollo

Zucchina

Peperone

Carota

6/8 mandorle

Preparare il riso bollito. Tempo di lavorazione: 10 minuti circa.

Preparazione:

Mettere in una padella antiaderente con un cucchiaio d'olio e lasciare stufare le verdure tagliate a pezzetti.

Nel frattempo, taglio il pollo e i gamberi a cubetti. Quando sono a metà cottura del pollo e lo vedo rosolato, aggiungo i gamberi e completo la cottura. Verso gli ingredienti in una ciotola e vado a mescolare il tutto aggiungendo le mandorle.

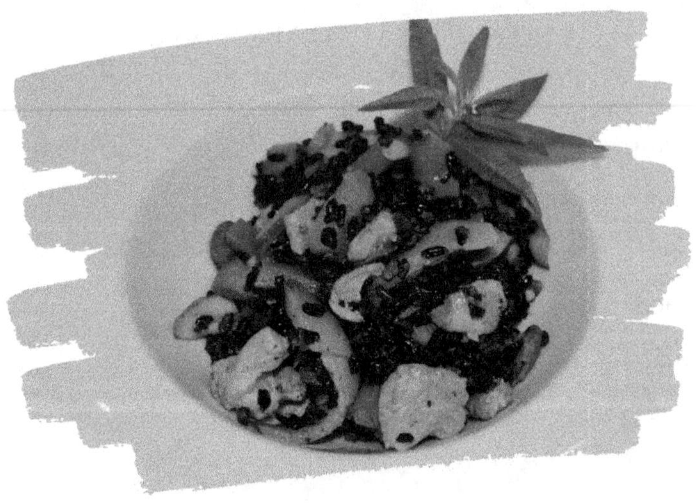

RIEPILOGO DEL CAPITOLO 5:

• SEGRETO n. 1: Le ricette sono composte da tutti i macronutrienti; la differenza che le caratterizza è data dalla quantità di proteine, carboidrati e grassi.

• SEGRETO n. 2: Quando ti alleni (ad esempio al mattino), la ricetta che devi utilizzare dopo l'allenamento la puoi scegliere tra quelle che hanno una quantità di carboidrati più alta.

• SEGRETO n. 3: Tutti i pasti devono contenere una quantità proteica sia di tipo animale che vegetale, accompagnata da un'altrettanta quantità di carboidrati e grassi (buoni).

• SEGRETO n. 4: Durante la giornata, ricordati di bere minimo due litri d'acqua; quando fai attività sportiva, devi aggiungere almeno mezzo litro.

• SEGRETO n. 5: Allenarsi 4 volte a settimana, è l'ideale, così alterni un allenamento metabolico ad uno di resistenza.

Conclusione

In definitiva, ultimare la lettura di questo libro significa manifestare un interesse verso la propria salute e scoprire che, con dei cambiamenti (anche minimi), la qualità della nostra vita può cambiare notevolmente in meglio.

Comprendere i numeri dell'Organizzazione Mondiale della Sanità riferiti al problema di sovrappeso/obesità ci dovrebbe far riflettere su quello che è il nostro stile di vita e sulle conseguenti malattie che si possono contrarre.

Per questa ragione, la missione di questo libro è fornire, attraverso le competenze acquisite in 25 anni di esperienza anche in ambito sportivo, una guida semplice fatta di attività fisica e consigli su come gestire praticamente l'alimentazione, partendo dalla preparazione in cucina.

Il valore aggiunto di questo libro/percorso risiede nel fatto che tutto è pensato per la vita frenetica del giorno d'oggi, quindi tutto pronto in poco tempo e ben pianificato. Inoltre, vorrei fornire un sostegno morale e un supporto tecnico per aiutare le persone a cambiare il loro stile di vita, anche se, spesso, però le abitudini non ci permettono di andare avanti.

Per questo, il contributo che voglio lasciare è quello di cambiare le cose facili da fare, che a volte sembrano ostacoli insormontabili solo perché sono il primo ostacolo, ma sono anche facili da non fare. Non sono previste scuse: la caratteristica chiave di questo libro è rappresentata dalla volontà di fare la differenza, dunque di aiutare le persone a migliorare la salute e, di conseguenza, anche l'aspetto fisico.

Sono consapevole delle difficoltà che porta con sé l'iniziare un nuovo percorso e il rimettere in discussione le proprie abitudini e il proprio stile di vita, ma è solo prendendo consapevolezza del problema e affrontandolo che si può risolverlo.

Questo libro è stato scritto per questo: per accompagnare passo passo le persone verso uno stile di vita migliore e verso la cura della propria persona, attraverso l'alimentazione e il movimento. Ci sono persone che hanno provato diverse diete e programmi di allenamento nella loro vita, ma se si ritrovano tra le mani questo libro probabilmente non facevano per loro.

È per questo che vorrei sottolineare una cosa: la forza del programma *MaxChanging 90* sta nel fatto che è altamente sostenibile per sempre e adatto allo stile di vita che la società ci impone. Non si tratta di rinunce a tavola e immensi sacrifici in palestra, bensì di equilibrio e consapevolezza, e il mio programma ti insegna proprio questo.

La fine di questo libro coincide con l'ultima pagina, ma può essere la prima della tua nuova vita.

Inizia a viverla, iscriviti al mio programma *MaxChanging 90* sul sito ed esplora tutti i miei contenuti, troverai tanti nuovi videoallenamenti, videoricette e consigli per dimagrire.

Mi puoi trovare come MaxChanging, Massimo Milanese e su:

YouTube:

https://www.youtube.com/channel/UCK-DKMHRJw2_IdhNX2arb2w?view_as=subscriber

Instagram:

https://www.instagram.com/maxchanging/

Facebook:

https://www.facebook.com/MaxChangingMassimoMilanese/

Ringraziamenti

Questo è il momento più difficile nella stesura del libro, soprattutto per la paura di dimenticare qualcuno e, se dovesse accadere, spero non me ne vorrà nessuno.

Questo progetto di lavoro è stato possibile grazie a me, alla voglia di andare avanti verso una strada diversa da quella consueta per contribuire a migliorare la salute delle persone che, in questo momento storico, peraltro, subiscono un duro colpo.
Il Coronavirus resterà nella storia.

Grazie alla mia famiglia, a Martina, Alicia e Jaime che mi hanno supportato e sopportato in questo percorso, del resto hanno dovuto mangiare e allenarsi secondo regole ben precise, anche contro la loro volontà.

Grazie ai miei collaboratori, in particolare ad Elisa per il supporto tecnico nel progetto. Grazie a Gerby Chef, Marco l'amico cuoco con la passione per la cucina, la pesca e lo sport. Elisa e Marco sono stati un aiuto fondamentale per l'avvio di questo progetto e sono le fondamenta del mio team di lavoro per il programma Max Changing 90.

Grazie a tutte le persone che hanno creduto in me, agli amici che aspettano la stampa e a tutti i suggerimenti che mi hanno dato, inconsapevoli ma anche consapevoli.

Grazie a tutti.
Massimo Milanese